INSTRUCTION

SUR

LES DIVERSES PRÉCAUTIONS

A PRENDRE

Pour se préserver des maladies épidémiques
et contagieuses, telles que la fièvre jaune,
le typhus, et les fièvres dites pestilentielles.

Ayant acquis la propriété de cet ouvrage, nous la mettons sous la sauvegarde des lois.

DE L'IMPRIMERIE DE P. DIDOT, L'AINÉ,

CHEVALIER DE L'ORDRE ROYAL DE SAINT-MICHEL,

IMPRIMEUR DU ROI.

INSTRUCTION

SUR

LES DIVERSES PRÉCAUTIONS

A PRENDRE

Pour se préserver des maladies épidémiques
et contagieuses, telles que la fièvre jaune,
le typhus, et les fièvres dites pestilentielles;

OUVRAGE

MIS A LA PORTÉE DE TOUT LE MONDE.

Par J. B., docteur en médecine de la Faculté de Paris,
membre de plusieurs sociétés savantes, etc.

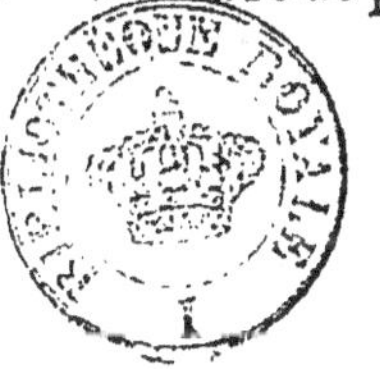

> S'il est glorieux pour le médecin
> de guérir les maladies, il doit l'être
> davantage de les éloigner.
>
> *Baglivi trad.*, liv. 1, v, 1.

A PARIS,

Chez TOURNACHON-MOLIN et H. SEGUIN,
libraires, rue de Savoie, n° 6;
Et dans leur entrepôt de librairie, rue Sainte-
Anne, n° 16.

OCTOBRE 1821.

PRÉFACE.

DANS un moment où la fièvre jaune exerce ses ravages en Espagne, et qu'elle semble vouloir se propager le long de nos côtes maritimes, j'ai cru devoir me rendre utile à mes compatriotes, en publiant une instruction sur les diverses précautions à prendre pour s'en préserver. Sans doute que, graces à nos sages institutions sanitaires, nous n'aurons pas occasion de voir cette maladie ravager notre pays ; mais ce n'est pas là une raison pour négliger de l'étudier : un instant de négligence suffit pour la laisser pénétrer. Moins nous croyons devoir la craindre, plus nous devons nous en occuper, afin que, dans quelque moment d'imprévoyance, elle ne nous trouve pas au dépourvu.

Ce n'est pas qu'il existe des ouvrages sans nombre écrits sur cette maladie ; mais tous ne s'adressent qu'aux médecins expérimentés, sur-tout à ceux qui, placés dans le foyer de la contagion, ont ajouté leur expérience personnelle à leurs connoissances antérieurement acquises. On n'y rencontre que des descriptions scientifiques, inintelligibles à la classe la plus nombreuse de la société, celle qui est tout-à-fait étrangère aux principes de l'art. Quels avantages peut-elle en retirer? Lorsque ce triste fléau plane sur une ville, sur une province, et que les médecins étonnés, stupéfaits, sont incertains sur sa nature et indécis sur les moyens à prendre pour la détruire, qu'importe à l'homme qui se meurt, à sa famille éplorée, à ses concitoyens en deuil, les distinctions de mots, les disputes scientifiques? Cette considération seule m'a engagé à faire paroître le manuel que j'offre au public. J'ai évité de me servir des termes de médecine, souvent plus difficiles à comprendre, pour les personnes étrangères à cette science, que le fond de la matière. Desirant le mettre à la portée de tout le monde, j'ai omis à dessein tout ce qui est relatif aux théories; j'ai voulu qu'il fût regardé comme un recueil contenant seulement les préceptes de nos meilleurs médecins, d'après lesquels il faut se conduire pour se garantir des influences épidémiques et contagieuses.

On pourra m'accuser d'avoir été minutieux dans l'exposition de certains détails, et d'avoir répété des mots qui pouvoient être omis; mais comme cet ouvrage ne

s'adresse qu'aux personnes qui ne possè-
dent aucune connoissance en médecine,
j'ai cru qu'il étoit de leur intérêt de ne
rien négliger pour leur indiquer avec un
peu plus de détail tout ce qui concerne
les moyens préservatifs dont ils doivent
user pour éviter les maladies pestilentielles.

Heureux si, par mes recherches, je
suis parvenu à rendre cet ouvrage utile!

INSTRUCTION

SUR

LES DIVERSES PRÉCAUTIONS

A PRENDRE

Pour se préserver des maladies épidémiques et contagieuses, telles que la fiévre jaune, le typhus, et les fiévres dites pestilentielles.

———

La partie de la médecine qui a pour objet de fixer les régles, de suggérer les moyens les plus propres à conserver la santé et à prévenir les maladies, est connue sous le nom d'hygiéne. « C'est la seule partie utile de la « médecine », disoit Jean-Jacques Rousseau dans son *Émile.*

C'est un malheur attaché à la nature de l'homme, que les choses mêmes qui sont les plus essentielles à l'entretien de sa vie, à la conservation de sa santé, deviennent, par l'usage immodéré qu'il en fait ou par les qualités nuisibles qu'elles prennent, les causes les plus familières des maux nombreux qui assiégent son existence, et qui trop souvent en précipitent la fin. L'air que nous respirons devient funeste par ses intempéries qui nous affectent, par les émanations miasmatiques dont il est le réceptacle, et par certains changements de nature qu'il éprouve; les aliments et les boissons qui nous nourrissent et nous délectent se transforment, en quelque sorte, en poison, lorsque nous en usons avec intempérance, ou que nous les employons de mauvaise qualité. L'exercice ou le repos, qui, par une succession réglée et une alternative bien entendue, accroissent ou maintiennent la vigueur du corps, détruisent ou enrayent nos forces lorsqu'on les exagère l'un ou l'autre; enfin les affections de l'ame, qui, retenues dans de certaines bornes, non seulement font le bonheur de la vie, mais encore contribuent à notre bien-être en facilitant le libre exercice des fonctions de nos organes, nous exposent, si elles sont trop exaltées, à des effets pernicieux, et deviennent autant de causes fécondes de maladies.

L'influence de toutes les causes générales ou particulières qui contribuent à conserver la santé, et qui peuvent tendre à la détruire, varie nécessairement suivant leur intensité d'action, la continuité ou la répétition plus ou moins fréquente de leurs effets, l'étendue des écarts qui surviennent dans leurs qualités salutaires; enfin, suivant les dispositions particulières des individus, ou leur aptitude plus ou moins grande à en recevoir les impressions. Les résultats de l'action de ces causes doivent donc se modifier suivant l'état que chacun exerce dans la société; car à cet état se rattachent leurs habitudes, leurs devoirs, leurs travaux, leurs excès mêmes, qui décident de la nature et de la quantité des aliments ou des boissons dont ils font usage, ainsi que de la durée, de la répétition ou de la forme des exercices qu'ils exécutent, des vêtements dont ils se couvrent, des habitations qui les abritent, des passions dont ils sont plus familièrement agités, des écarts auxquels ils sont plus naturellement enclins, enfin de la manière dont ils éprouvent les inclémences de l'air, les intempéries des saisons, et l'impression de tant d'émanations particulières qui se répandent si fréquemment dans l'atmosphère.

L'expérience a tellement éprouvé la justesse de ce principe, qu'il suffit d'examiner, dans chaque état, la manière dont toutes ces causes agissent sur les individus qui l'exercent, pour prévoir les maladies auxquelles ils doivent être plus naturellement sujets. Telle est la matière de l'excellent traité de médecine dans lequel le célèbre Ramazzini passe en revue les maladies auxquelles les diverses professions sont plus éminemment exposées.

Dans cet écrit je me bornerai seulement à faire l'exposé de toutes les causes qui peuvent donner naissance à certaines maladies épidémiques et contagieuses, telles que la fièvre jaune, le typhus, et les fièvres pestilentielles; et ensuite je traiterai de tous les moyens propres à se soustraire aux influences pernicieuses qui les caractérisent.

CHAPITRE PREMIER.

De la fièvre jaune.

PLUSIEURS causes paroissent nécessaires au développement de la fièvre jaune. La première et la plus active est l'intensité de la chaleur dans des lieux humides. Jamais cette maladie ne s'est manifestée lorsque la température atmosphérique ne s'élevoit pas au moins à vingt-deux degrés du thermomètre de Réaumur.

Aux Antilles, c'est toujours lorsqu'il souffle un vent accablant du sud-ouest que paroît l'irruption de la fièvre jaune, ou que la maladie, lorsqu'elle régnoit déja, acquiert sa plus grande intensité.

Dans ces contrées, c'est au mois de juin, époque où commence l'hivernage, saison chaude et humide, où souffle le vent du midi, que naît la fièvre jaune; elle s'exalte en août et septembre, diminue à la fin d'octobre, et cesse ordinairement en janvier, époque où la température est fort adoucie.

Quelle qu'ait été la gravité de la maladie, aux États-Unis, en Espagne, en Italie, elle a toujours cessé aussitôt que les froids se sont fait sentir, bien qu'on n'eût pris aucune précaution pour en arrêter les progrès. Mais tous les malades qui en étoient affectés, au moment où le froid a fait cesser l'épidémie, ont péri, sans qu'on ait pu en sauver un seul.

Aux Antilles, M. Moreau de Jonnès (1) n'a pas remarqué que la succession des saisons exerçât de l'influence sur la cessation de la

(1) «M. Moreau de Jonnès, capitaine attaché à «l'état-major de la Martinique, qui arrive de cette «colonie, habitoit les Antilles depuis treize ans. Il «est allé dans le Nouveau-Monde avec l'intention d'y «cultiver diverses branches de l'histoire naturelle, «particulièrement la botanique et la minéralogie, «sciences dont il possédoit déja tous les éléments. «Alternativement officier de l'état-major de la colo-«nie, commandant de place, aide-de-camp du gou-«verneur, M. Moreau se trouvoit, par la nature «même de ses fonctions, chargé de la surveillance «des hôpitaux. Son humanité, son desir naturel de «s'instruire, réunis, lui firent contracter l'habitude «de suivre la clinique du médecin chargé du service

maladie; et l'épidémie si meurtrière de 1802 s'est propagée pendant toute l'année 1803. Ce célèbre observateur a cependant vu que la saison moins chaude diminue l'intensité des symptômes et le nombre des malades. Mais il est important de remarquer qu'aux Antilles la saison froide est toujours à une température assez élevée pour ne pas s'opposer à la durée de la fièvre jaune.

On n'a point vu cette maladie étendre ses ravages au-delà du quarante-troisième ou quarante-quatrième degré de latitude. Cette particularité doit rassurer les habitants de

----

« de l'hôpital militaire. Dès le mois de juin 1802, une
« irruption des plus meurtrières de la fièvre jaune
« eut lieu au Fort-Royal, et dura jusqu'à la fin de
« 1803. C'étoit notre savant confrère, feu Savaresi,
« qui faisoit le service de l'hôpital militaire, et c'est
« sa clinique qu'a suivie M. Moreau. Cet officier, guidé
« par un professeur aussi habile, acquit bientôt l'ha
« bitude d'observer la maladie, et n'a cessé de se li
« vrer à cette dangereuse étude pendant treize ans.
« Aussi M. Moreau disserte-t-il sur la fièvre jaune
« comme un médecin éclairé par une longue obser
« vation, et comme un savant habitué à procéder, au
« moyen des méthodes les plus philosophiques. »
(*Dictionn. des Scienc. médic.*, tom. XV, p. 337.)

notre Europe moyenne et septentrionale contre l'importation de cette funeste maladie.

Il est une autre condition que l'on a constamment vue coïncider avec la chaleur : c'est l'existence d'une plage marécageuse, presque toujours au bord de la mer ou d'un grand fleuve. La fièvre jaune a été rarement observée loin de la mer, et encore c'étoit dans des terrains fort humides. A Saint-Domingue, cette maladie ne se montre jamais dans les mornes distants de la mer de quelques lieues.

C'est au milieu de l'été, lorsque les bas-fonds, contenant beaucoup de débris de substances animales, sont frappés par les rayons d'un soleil ardent, lorsque les vents du midi agitent les miasmes délétères qui s'élèvent de ces foyers infects, qu'on voit la fièvre jaune se développer.

Ceci explique pourquoi elle s'est quelquefois manifestée à bord des vaisseaux qui n'avoient point eu de contact avec la terre, mais qui avoisinoient ou renfermoient des foyers de miasmes délétères.

Il est reconnu, par les observateurs, que la fièvre jaune ne se montre que dans des lieux très peu élevés au-dessus du niveau de la mer :

plus le lieu est élevé, moins la maladie a d'intensité, plus elle est rare; et jamais elle n'a été observée à une hauteur de douze à quinze cents mètres. Dans les Antilles, et sur le continent américain, l'on vit avec la plus grande sécurité sur les montagnes, alors même que les plaines, situées au pied de ces montagnes, sont en proie aux ravages de la fièvre jaune.

D'après cet exposé, il résulte que les causes de la fièvre jaune sont : 1° une chaleur d'au moins vingt-deux degrés de l'échelle de Réaumur; 2° une plage marécageuse et un sol très peu élevé au-dessus du niveau de la mer.

On peut encore regarder comme cause auxiliaire l'encombrement des hommes dans un espace trop resserré. M. Moreau de Jonnès rapporte un fait qui vient à l'appui de cette assertion. En 1807, deux frégates débarquèrent au Fort-Royal un grand nombre de conscrits; c'étoit au mois de janvier; le froid étoit très vif, car le thermomètre de Réaumur descendoit, le matin, jusqu'à seize degrés, ce qui, dans ces contrées, équivaut au degré de glace, quant à la sensation qu'une telle température fait éprouver. Néanmoins ces conscrits furent frappés de la fièvre jaune, qui n'existoit pas auparavant dans la colonie. La maladie se propagea avec rapidité, et prit un caractère fort grave. M. Moreau a observé que l'arrivée d'un grand nombre d'Européens dans une ville des Antilles, provoque l'irruption de la fièvre jaune, si ces Européens ne sont point acclimatés.

La fièvre jaune attaque de préférence les hommes robustes, d'un tempérament bilieux ; les individus qui n'ont jamais habité les régions chaudes et humides, particulièrement ceux qui viennent du nord ou des pays très élevés. Lorsque les Européens ont vécu aux Antilles pendant plusieurs années, soit qu'ils aient éprouvé ou non la fièvre jaune, ils perdent une portion de leur énergie vitale ; on dit alors qu'ils sont acclimatés. Les indigènes reconnoissent l'acclimatement à la décoloration du teint de l'Européen ; ils disent qu'il a acquis le teint *patate*. Dans cet état ils sont préservés de la maladie, comme le sont les indigènes. La fièvre jaune est moins fréquente chez les femmes, les enfants, chez les sujets d'une constitution délicate, d'un tempérament nerveux, chez ceux qui ont la blennorrhagie, la syphilis, un cautère, ou un ulcère en suppuration.

L'abus des aliments salés, fumés et fortement épicés, ou bien l'usage immodéré de la limonade, de l'orangeade, des autres boissons rafraîchissantes, des fruits acides et délicieux des Antilles; les excès vénériens surtout, le travail du cabinet prolongé dans la nuit, la tristesse, la nostalgie, la crainte de tomber malade, disposent en général à la fièvre jaune.

Lorsqu'un individu prédisposé a vécu au milieu des causes énoncées plus haut, le plus léger écart dans l'usage des choses nécessaires à la vie devient une cause déterminante de la maladie. Mais la cause la plus imminente est l'habitation pendant la nuit, et sur-tout en plein air, des lieux où la fièvre jaune est endémique. M. de Humboldt cite l'exemple de plusieurs personnes qui, étant entrées à la Vera-Cruz le soir, pour s'embarquer le lendemain, et ayant voulu passer ce temps dans leur chaise à porteurs, afin de ne communiquer avec personne de la ville, n'en ont pas moins contracté la maladie. Cette infection seroit encore beaucoup plus à craindre pour les individus qui passeroient la nuit sans abri. Dans la meurtrière épidémie qui ravagea les Antilles en 1802, on étoit atteint soudainement de la fièvre jaune lorsqu'on avoit été exposé à la pluie, à l'ardeur du soleil, ou à un courant d'air dont l'action produisoit une perte subite du calorique. Une digestion pénible, une course fatigante à pied ou à cheval, des passions impétueuses, la colère, l'amour, les passions tristes, et notamment la terreur qu'inspiroit l'épidémie, étoient infailliblement suivis de l'invasion de la fièvre jaune.

Une éruption de clous est considérée, aux Antilles, comme favorable à l'acclimatement : on voit des individus porter à-la-fois plus de cent de ces petits émonctoires. Leur suppression inopinée est mortelle ; elle peut avoir lieu par le seul contact d'un air froid et humide, et déterminer la fièvre jaune. C'est ainsi que mourut, en 1803, le général Devrigny, commandant l'armée de la Martinique ; il expira dans les bras de M. Moreau de Jonnès, son aide-de-camp.

Ce traitement s'applique aux individus ou à la société en général. Dans le premier cas, le soin le plus urgent est de s'éloigner, le plus promptement possible, des lieux infectés ; mais si l'on est forcé d'habiter une contrée où la fièvre jaune règne épidémiquement, il faut, autant que la chose sera pratiquable, éviter toute communication avec les malades, avec les personnes qui les assistent, et avec les objets qui ont été touchés par les uns et les autres.

Le plus puissant de tous les préservatifs est le courage, qui fait braver le danger de la contagion. Le médecin qui, dans les grandes calamités, se dévoue pour le salut commun, échappe souvent à l'action des miasmes au milieu desquels il exerce ses nobles fonctions. La sérénité d'esprit est encore une des conditions qui neutralisent souvent l'influence des miasmes délétères s'élevant des plages maritimes, dans les climats chauds. On a toujours observé que les hommes pusillanimes sont les premiers atteints, et succombent presque toujours à la fièvre jaune.

M. Moreau de Jonnès rapporte une anecdote dont il a été témoin au Fort-Royal, et qui vient à l'appui de cette assertion. Un baron allemand, âgé d'environ vingt-six ans, et qui voyageoit pour faire des recherches botani-

2

ques, est invité à déjeûner chez un officier-
général, au Fort-Royal; il fait un repas co-
pieux: immédiatement après, et vers dix heures, on va se promener dans le jardin : le
soleil étoit fort ardent. Le baron y passe une
heure; tout-à-coup son teint devient pâle, sa
respiration laborieuse; il éprouve une cépha-
lalgie violente; soudain il se croit saisi de la
fièvre jaune; les assistants partagent son opi-
nion : il est frappé de son danger, et tombe
dans une profonde tristesse. On le place dans
un lit; le médecin appelé le couvre de larges
vésicatoires. M. Moreau, qui ne perd aucune
occasion d'observer la fièvre jaune, et d'ail-
leurs touché de ce qu'il voit, reste seul auprès
du malade; celui-ci est toujours plongé dans
le plus profond abattement. Trois heures s'é-
toient écoulées; il ne sentoit point ses vésicatoires. M. Moreau l'interroge, et obtient à
peine quelques réponses: il apprend que le
baron habite les Antilles depuis trois ans,
qu'il est acclimaté, qu'il a eu plusieurs accès
de fièvre; il s'imagine de lui persuader qu'il
n'a pas la fièvre jaune; il y réussit : tout-à-
coup le moribond sent l'effet des vésicatoires,
qui augmente progressivement; le baron res-

pire avec aisance, consent à boire du vin de Madère, se lève, marche; enfin il en est quitte pour une indigestion, et pour supporter pendant quelques jours les douleurs des plaies que lui ont faites les vésicatoires. Aussitôt que les facultés de l'ame se furent relevées, le pouls, qui avoit été presque insensible, se développa rapidement, et reprit en peu de temps toute sa vigueur. Il est presque certain que cet individu, livré à lui-même, auroit eu la fièvre jaune et y auroit succombé.

Le régime est d'une importance sur laquelle on ne sauroit trop insister; mais, par malheur, les Européens qui arrivent aux Antilles sont en général très intempérants, et d'une insouciance aveugle tant qu'ils jouissent de la santé. La foiblesse qui résulte d'une transpiration abondante les engage à boire des vins capiteux, des liqueurs spiritueuses : ces boissons portent une vive irritation sur l'estomac, les intestins, le cerveau, et sont souvent la cause déterminante de la fièvre jaune.

Cependant l'usage modéré des boissons spiritueuses, loin d'être nuisible, peut être avantageux, particulièrement pour les hommes qui font des marches ou qui essuient des fa-

tigues, sur-tout lorsqu'ils ont été mouillés par
des pluies froides, comme cela arrive à certaines époques de l'année. Ces liqueurs sont
salutaires, si l'on mêle un tiers de rhum ou de
tafia, et deux tiers d'eau.

Les Européens devroient adopter le régime
des indigènes, qui prennent ordinairement,
et en quantité modérée, des aliments épicés
et des boissons peu stimulantes. Les habitants
du nord de l'Europe, qui se livrent sans réserve au plaisir de la table, sont le plus souvent et le plus gravement affectés de la fièvre
jaune, lorsqu'ils vont habiter les pays où
cette maladie est endémique.

La propreté, dont un des grands avantages
est de conserver la santé dans tous les climats,
doit être mise en pratique. Outre le fréquent
renouvellement du linge et des habits, les
bains froids, pris avant le lever ou après le
coucher du soleil, sont d'une grande efficacité
pour prévenir la fièvre jaune. En suivant ce
précepte, on évitera de se baigner lorsque le
corps est en sueur; et s'il falloit parcourir un
trajet assez long pour exciter la transpiration,
le bain seroit funeste; il le seroit également
si la peau étoit couverte d'exanthèmes.

Quand on ne peut s'éloigner des contrées où règne la fièvre jaune, on doit avoir recours aux fumigations acides qui, en se répandant dans l'air, s'emparent des miasmes putrides et contagieux dont il est chargé, s'y combinent et forment des composés nouveaux, et détruisent par conséquent leurs propriétés délétères. Mais la force et la durée de ces fumigations doivent être modifiées suivant les circonstances. M. Gimbernat, sous-directeur du Muséum d'histoire naturelle à Madrid, a publié, dans le troisième tome des *Actes de la société de médecine de Bruxelles*, in-8°, an 11, un mémoire sur l'emploi des fumigations acides, pendant l'épidémie de fièvre jaune qui désola l'Andalousie en 1800. Le succès de cette méthode fut inespéré à Séville et dans les autres villes contagiées. Bientôt la contagion fut arrêtée, le nombre des morts diminua. On employoit les fumigations muriatiques dans les lieux non habités, et dans ceux-ci les fumigations avec l'acide nitrique.

1° *Fumigations d'acide muriatique oxygéné, suivant le procédé de M. Guyton-Morveau.*

Pour faire, dans une salle destinée à recevoir des malades, ou un appartement qui n'est point habité, les fumigations dont l'expérience a démontré l'efficacité, on prépare la poudre suivante :

Muriate de soude (sel commun), 3 onces.

Oxide noir de manganèse, 2 gros.

On met cette poudre dans une capsule ou un large vase de terre cuite en grès, à son défaut dans un vase plat quelconque, que l'on place sur un réchaud allumé, puis on verse dessus, en une seule fois, deux onces d'acide sulfurique (huile de vitriol du commerce).

Avant de verser l'acide sur le mélange, on prend la précaution de fermer toutes les fenêtres et toutes les portes, excepté celle par laquelle on doit sortir. Lorsque l'acide est versé, on se retire promptement en fermant la dernière porte, et l'on ne rentre dans la pièce où la fumigation a été faite qu'environ douze heures après. Le premier soin alors doit être d'ouvrir toutes les portes et toutes les fenêtres.

Lorsque les appartements qu'on veut désinfecter sont habités, il faut faire ces fumigations très lentement et par petites parties. Ainsi l'on doit se borner à mettre dans une petite capsule deux ou trois pincées de la poudre saline ci-dessus, et on verse successivement, et seulement par gouttes à-la-fois, une petite cuillerée d'acide sulfurique, ce que l'on réitère au moins quatre à cinq fois dans le courant de la journée.

On peut aussi préparer des flacons désinfectants, en mettant dans un grand flacon quatre onces d'acide muriatique, deux gros d'oxide noir de manganèse, demi-gros d'acide nitrique; on ferme aussitôt le flacon avec son bouchon de cristal, pour l'ouvrir de temps en temps, et toutes les fois qu'il sera nécessaire de détruire quelques miasmes putrides répandus dans l'air.

2° *Fumigations nitriques.*

On prend un grand vase de verre ou un creuset un peu profond, dans lequel on met environ quatre gros d'acide sulfurique concentré, on le place dans un bain de sable que l'on chauffe légèrement, et on y projette de temps en temps un peu de nitrate de potasse en poudre grossière. Ce sel se décompose lentement, il se dégage un gaz acide qui se répand peu-à-peu dans l'atmosphère.

L'évaporation du vinaigre, sa projection sur un fer incandescent, ainsi que la combustion de différentes substances aromatiques, si communément employées, ne peuvent pas être considérées comme un moyen désinfectant. Toutes ces substances peuvent masquer l'odeur qui s'exhale des malades, mais ne détruisent point le principe contagieux et délétère qui entretient et propage la maladie.

CHAPITRE II.

Du typhus.

Causes du typhus.

LE typhus est une fièvre essentielle, l'une des plus dangereuses, et peut-être la seule dont l'origine spontanée soit bien connue.

Les circonstances qui prédisposent à cette maladie, sont une constitution affoiblie par des maladies, par des évacuations excessives, par des fatigues, par l'abstinence.

Des circonstances prédisposantes d'un autre ordre, sont une atmosphère froide et humide, la réunion d'un grand nombre d'individus dans les prisons, les entreponts des vaisseaux, les hôpitaux; la fréquentation des hôpitaux et amphithéâtres d'anatomie, la malpropreté, l'usage d'eaux bourbeuses ou corrompues, et d'aliments de mauvaise qualité; la nostalgie, et pardessus tout la terreur.

Mais ces causes ne feroient jamais naître le thypus, sans le concours de la cause principale qui est l'encombrement d'un grand nombre d'individus dans un local resserré et peu aéré. Il est bien entendu que l'exiguité d'un lieu habité est toujours relative à la quantité des hommes qui y sont contenus. Cette cause suffiroit toujours pour produire le typhus, même chez les sujets les mieux constitués et jouissant de la santé la plus florissante. Il paroît indubitable que la cause matérielle du typhus est dans les effluves des corps humains vivants, lesquels absorbés par les surfaces pulmonaire ou cutanée, portent l'infection dans tout le corps.

Dans tous les pays où plusieurs individus seront réunis dans un espace resserré, on verra se développer le typhus : son irruption a lieu dans le nord beaucoup plus souvent que dans les climats chauds, parceque dans le nord, le froid oblige les hommes de se réunir dans des lieux où règne une chaleur artificielle ; ces lieux sont nécessairement étroits et privés d'air extérieur : les miasmes qui s'élèvent des corps vivants, n'étant point transportés au dehors, sont incessamment absorbés par les hommes réunis dans le local où ces miasmes sont renfermés.

Dans le midi, au contraire, où l'on ne fait point de feu, ou presque point, les bâtiments qui reçoivent des grandes réunions d'individus ne sont point clos, pour ainsi dire, hermétiquement comme dans le nord ; l'air y circule avec liberté : aussi les épidémies du typhus ont-elles été très rares parmi nos armées d'Égypte, d'Espagne et d'Italie.

Parmi un grand nombre de cas où des hommes bien portants, réunis dans des prisons étroites et mal aérées, ont contracté le typhus, et l'ont ensuite communiqué aux personnes qui les approchoient ou qui leur donnoient des soins, j'en citerai un seul très remarquable.

Il existe à Vilvorde, petite ville distante de deux lieues de Bruxelles, un vaste et superbe bâtiment qui avoit été construit sous l'ancien gouvernement autrichien, pour en faire un établissement militaire, susceptible de renfermer plusieurs milliers de soldats : on y trouve un bel hôpital, des prisons, des cachots, et tout ce qui est nécessaire à une forteresse isolée. De vastes cours, d'abondantes eaux, rendent ce séjour très salubre.

M. le comte de Pontécoulant, qui administroit avec autant de talent que d'humanité le département de la Dyle, avoit conçu le beau projet de détruire la mendicité dans la province placée sous sa direction. Il est de tous les magistrats le premier, en France, qui ait eu le mérite de mettre à exécution un plan aussi honorable, aussi digne de la civilisation européenne. Bientôt on vit son exemple suivi dans la plupart de nos départements. Tous les mendiants, sans exception, furent arrêtés dans celui de la Dyle, et transportés au château de Vilvorde. M. de Pontécoulant les divisa en deux classes, les mendiants invalides et les mendiants valides. Chaque classe étoit séparée, et privée de toute communication avec l'autre. La première étoit traitée avec la plus grande humanité : on lui procuroit une ex-

cellente nourriture ; elle occupoit des dor-
toirs fournis de toutes les choses nécessaires
pour le soulagement des vieillards et des in-
firmes. La seconde classe couchait sur des
demi-fournitures, et ne recevait d'autres aliments que des soupes à la rumford ; mais tous
les individus qui la composoient étoient dis-
tribués dans des ateliers où le produit de leur
travail leur fournissoit au-delà de ce qu'il falloit pour se procurer de la viande, des vêtements et toutes les choses nécessaires à la vie.

Tout prospéroit dans cette maison, et le
nom de M. de Pontécoulant, placé parmi ceux
des plus illustres philanthropes, y étoit dans
la plus grande vénération. Cependant la maison étoit si vaste, que le gouvernement en
avoit consacré une partie pour recevoir les
criminels de plusieurs départements, con-
damnés à la détention. Ces hommes, réunis
en grand nombre, transgressoient incessamment les lois de la salubrité. Plusieurs d'entre
eux, méritant chaque jour des châtiments
pour cause d'indiscipline, étoient jetés dans
des cachots étroits et privés d'air ; la constitution atmosphérique étoit froide et humide.
Bientôt le typhus se déclara dans ces cachots ;

il se communiqua aux malades qui étoient à l'infirmerie, de là il passa parmi la masse des détenus : les surveillants ne tardèrent point à gagner la contagion. Enfin la maladie s'introduisit dans les quartiers occupés par les indigents valides et invalides ; elle sévit sur toute la maison : employés de toute classe, médecins, chirurgiens, tout fut contagié. A la fin de mars (c'étoit en 1802 ou 1803), l'alarme étoit dans toute la ville de Vilvorde, où toute la contagion s'étoit répandue. Sept médecins avoient succombé durant l'espace d'un mois ; plusieurs autres étoient malades, et personne ne vouloit se charger du service de santé de cette maison, naguère si florissante, et alors dans une situation si déplorable. La mortalité devenoit effrayante ; et, sur quatre mille détenus de tout genre, à peu près, on voyoit mourir jusqu'à cent personnes par jour. M. de Pontécoulant, justement alarmé de tout ce qui se passoit, profondément affligé de voir ses efforts et son humanité rester impuissants contre une aussi horrible calamité, invita un médecin à venir à son secours, pour l'aider à faire cesser ce fléau dévastateur, qui menaçoit toute une contrée.

Le médecin consulté n'hésita point à se rendre sur le théâtre de la contagion. Deux de ses dignes collègues et honorables amis, MM. les docteurs Duval et Curtel, se joignirent volontairement à lui. Ils se transportèrent, sans perte de temps, à Vilvorde, où régnoient la consternation et l'effroi. Depuis trois jours les malades n'avoient point été visités : des morts, des mourants, des hommes nouvellement infectés, gisoient sur le même grabat. Les cachots, hermétiquement fermés, dans lesquels il y avoit des misérables expirants, répandirent, à leur ouverture, des effluves infects; les lumières s'éteignirent en approchant de ces cloaques empestés. Les trois médecins se hâtèrent de faire ouvrir et évacuer ces foyers d'infection; ils y firent pratiquer, ainsi que dans toute la maison, des fumigations guytoniennes; ils prescrivirent un traitement convenable aux malades, et un régime préservatif pour tous les détenus. Des ordres furent donnés pour qu'on leur distribuât de la viande et du bouillon; il leur fut accordé du vin. On ouvrit de nouvelles salles pour ceux qui seroient attaqués de la maladie. Les fournitures des lits furent désinfectées. Un médecin éclairé fut chargé de la direction du service de santé de l'établissement. Ces changements eurent le résultat le plus heureux. La contagion s'arrêta : la mortalité diminua chaque jour ; et, en moins d'un mois, la maladie étoit totalement éteinte. (Voyez Dict. des Scienc. médicales, tom. XV, pag. 451.)

Si quelques personnes conservoient encore des doutes sur la grande influence que l'encombrement exerce à l'égard de l'irruption spontanée du typhus chez les sujets les moins prédisposés, je leur rappellerai que, durant toutes les guerres qui ont ensanglanté l'Europe depuis vingt-cinq ans, le typhus n'a jamais manqué de se manifester dans tous les lieux où les prisonniers de guerre étoient réunis. Pour ne parler que d'un fait, je citerai les trop infortunés prisonniers espagnols, moissonnés par le typhus dans toutes les villes où ils étoient détenus. On se rappelle encore les justes alarmes que le peuple et l'administration conçurent au sujet des épidémies du typhus auxquelles ces prisonniers avoient donné lieu, dans plusieurs de nos provinces du midi, de l'ouest et de l'est.

De quelque manière que le typhus se soit

développé, il peut se communiquer par contagion à tout individu prédisposé qui aura
touché les malades ou leurs effets, ou même
qui aura respiré dans une atmosphère en
quelque sorte saturée de miasmes provenant
de cette maladie. Une particularité assez remarquable, c'est qu'elle est beaucoup plus
active en hiver, et dans les climats septentrio-
naux, qu'en été, dans les contrées méridio-
nales. Cette singularité tient à la chaleur artificielle, beaucoup plus considérable dans le
nord qu'au midi, et à la nécessité de se réunir
pour se garantir du froid.

La contagion se propage bien plus souvent
par l'intermédiaire des objets qui ont été en
contact avec les personnes atteintes du typhus, que par le contact immédiat. Les miasmes contagieux qui s'élèvent du corps des
malades, n'agissent que dans l'appartement
ou dans l'hôpital où se trouve l'individu atta-
qué du typhus. Ce mode de propagation est
borné; mais celui qui a lieu par le moyen des
effets qui ont appartenu à des sujets infectés
de cette maladie est le plus universel.

Les miasmes contagieux s'attachent particulièrement aux étoffes de laine et de soie,

aux fourrures, aux peaux préparées, aux plumes, et à toutes les matières animales. Elle adhère moins fortement aux tissus de coton, de chanvre ou de lin; au bois, au papier, etc.

Il seroit difficile de déterminer pendant combien de temps la matière contagieuse peut adhérer aux substances qui ont été en contact avec les malades. M. Hildenbrand croit cependant pouvoir affirmer qu'après trois mois la contagion, par contact médiat, ne peut plus avoir lieu.

Le plus puissant de tous les préservatifs, comme nous l'avons déja dit en parlant de la fièvre jaune, est le courage. En second lieu, le soin le plus urgent est de s'éloigner, le plus promptement possible, des lieux infectés. Mais si l'on est forcé d'habiter une contrée où le typhus règne épidémiquement, il faut éviter les rassemblements d'hommes dans des espaces trop resserrés. C'est principalement à l'autorité qu'appartient le soin de faire mettre à exécution les mesures propres à préserver la société des épidémies du typhus. On construira donc des hôpitaux et des prisons plus vastes et plus salubres qu'en général on ne l'a fait jusqu'à présent; on multipliera ces établissements,

Traitement préservatif contre le typhus.

afin qu'ils n'éprouvent jamais d'encombre-
ments.

Lorsque le typhus se déclare dans ces asiles, les magistrats ou les administrateurs doivent sur-le-champ faire placer dans des locaux plus spacieux les individus qui y sont renfermés, leur donner d'autres vêtements, de nouvelles fournitures de lit, et faire nettoyer et désinfecter tous les objets qui ont été en contact avec les miasmes provenant des corps malades.

La matière contagieuse qui adhère aux étoffes et aux ustensiles, peut être détruite par l'air atmosphérique, par l'eau froide, par l'eau bouillante, par une forte chaleur, par un froid très intense, par des acides minéraux réduits en vapeur.

Des objets infectés par les miasmes du ty-phus perdent bientôt la propriété de transmettre la maladie, lorsqu'ils sont exposés au grand air, à une température moyenne. D'après l'observation, il n'y a plus rien à craindre de ces objets après trois mois.

L'eau froide produit le même effet, et en moins de temps que l'air. Mais on n'a point encore déterminé pendant combien de temps devroit durer la macération pour produire une désinfection complète. L'eau bouillante l'opère dans l'espace de quelques heures.

Guyton-Morveau est le premier qui ait constaté la propriété désinfectante du gaz muriatique. Depuis la découverte de ce célèbre chimiste de Dijon, le docteur Smith a obtenu des succès non moins décisifs avec le gaz nitrique. (Voyez chapitre 1, art. *fumigations*.)

Il y auroit de l'avantage à employer les vapeurs sulfureuses pour opérer la désinfection des lieux et des objets contagiés. L'efficacité reconnue depuis long-temps de ces vapeurs pour désinfecter les vêtemens des galeux, ne laisse pas de doute sur les bons effets qu'on pourroit en retirer en les employant à un usage plus étendu.

Fumigations sulfureuses.

On fait un mélange de parties égales de soufre ou de fleur de soufre, et de sel de nitre en poudre, et l'on divise ce mélange en petits paquets de la valeur de neuf grames chacun, que l'on projette sur un réchaud allumé.

Les aromates brûlés et réduits en fumée étoient regardés comme des moyens précieux de désinfection. Les hommes les moins instruits savent aujourd'hui combien ces moyens sont vains, et que, loin de détruire les miasmes délétères, ils les fixent davantage aux lieux où ils étoient, et les rendent plus redoutables.

Quel que soit l'avantage que l'on puisse retirer des moyens chimiques pour détruire les miasmes contagieux, ils ne doivent point faire négliger l'emploi des moyens naturels, qui sont bien plus puissants encore; tels sont la propreté entretenue chez les individus réunis en commun, et dans les édifices destinés à servir d'asile aux hommes, soit dans l'état de santé, soit dans l'état de maladie; le soin d'y faire circuler abondamment et librement l'air atmosphérique, doué des qualités qui le rendent propre à entretenir la vie.

Toutes les fois que ces deux conditions se trouveront réunies dans un établissement quelconque, le développement de l'épidémie du typhus n'y sera point à craindre.

Mais, comme dans les grandes réunions d'hommes, ainsi qu'en offrent les armées, il est physiquement impossible de faire observer tout ce que prescrit l'hygiène, le devoir des hommes chargés de veiller à la conservation de leurs concitoyens, est de remédier aux maux qui résultent indispensablement de ces réunions dangereuses. Or donc, lorsqu'elles produisent beaucoup de malades, au lieu d'entasser ceux-ci dans les hôpitaux des villes, où ils apportent avec eux les germes d'une funeste contagion, il conviendroit de former des établissements vastes et aérés, au milieu des champs. On y construiroit des baraques en bois, closes avec des planches, et garnies à l'intérieur de paille fraîche, qu'il faudroit fréquemment renouveler. Ces établissements seroient des asiles très avantageux aux malades provenant des armées, et ils seroient pour les peuples chez lesquels seroit porté le fléau de la guerre, une heureuse garantie qu'ils ne verroient point se développer parmi eux l'une des plus funestes maladies que les hommes aient à redouter.

Enfin, si le devoir ou un généreux dévouement obligent des personnes saines de se mettre dans une communication habituelle avec les malades, elles doivent observer les règles suivantes. On prendra le matin, avant de sortir, un petit verre de vin généreux, d'eau-de-vie, ou d'une liqueur stimulante quelconque, avec un peu de pain ou un biscuit, etc. On fera ouvrir les fenêtres des chambres où sont couchés les malades, avant d'y entrer. Après les avoir touchés, il convient de se laver les mains, ou au moins de les essuyer fortement. On évitera de respirer les exhalaisons qui résultent de la transpiration cutanée ou pulmonaire. Après s'être exposé à la contagion, on devra se livrer à un exercice modéré, sans se fatiguer : de se baigner ; de changer souvent de vêtements et de linge ; de s'abstenir de tout commerce de sens avec les femmes, ou de ne s'y livrer qu'avec une extrême réserve ; d'user modérément d'une bonne nourriture, et de boire de bon vin vieux à ses repas.

Si, en rentrant chez soi, après avoir visité des malades, l'on se sent fatigué, il est bon de prendre un verre de punch et de se reposer, avant de retourner faire d'autres visites.

Quelques médecins ont conseillé de manger de l'ail et des oignons pour se préserver de la contagion ; d'autres ont composé des prétendus élixirs anti-contagieux. Ces divers moyens ont des vertus communes avec toutes les substances toniques, mais ils n'ont point d'action spéciale sur la cause matérielle du typhus.

~~~~~~

CHAPITRE III.

Des fièvres dites pestilentielles.

ON a nommé ainsi, de tous les temps, des fièvres qui ressemblent beaucoup à la peste par leurs ravages, excepté, 1° qu'elles sont plus fréquentes et un peu moins meurtrières, et qu'elles n'ont pas une origine étrangère ; 2° qu'elles existent toujours avec fièvre, tandis que la peste peut se manifester sans ce caractère. On a long-temps confondu les fièvres pestilentielles avec la peste ; et, jusqu'au seizième siècle, on a méconnu les véritables moyens de s'en préserver.

Il est aujourd'hui généralement connu que les vapeurs qui s'élèvent continuellement du corps de l'homme vivant, quoiqu'en parfaite santé, si elles sont long-temps retenues dans le même espace, acquièrent une viru-

<div style="float:right; width:20%; font-size:small">Causes des fièvres dites pestilentielles.</div>
~~~~~~

lence singulière, et qu'elles deviennent la cause d'une fièvre très contagieuse, connue sous le nom de typhus. Cette origine étant méconnue, comme il paroît qu'elle l'a été pendant long-temps, la maladie se propage avec rapidité de maison en maison, de ville en ville, dans une étendue indéfinie, multiplie ses ravages et prend tous les caractères dits pestilentiels. Ajoutez à ces causes premières les effets pernicieux des émanations des eaux stagnantes, des marécages, et de la fermentation de la terre avec l'eau, sur-tout dans le temps de dégel, après un froid rigoureux, ou après les inondations, etc.

Traitement préservatif des fièvres dites pestilentielles. Que les maladies épidémiques pestilentielles proviennent uniquement de contagion, ou qu'elles soient dues à des miasmes répandus dans l'air, il est certain qu'il n'y a point de meilleur moyen de les éviter que celui de quitter le pays où elles régnent. Mais peu de personnes peuvent jouir de cet avantage : aussi faut-il indiquer à ceux qui restent les moyens de diminuer la susceptibilité à recevoir la maladie, et ceux de la rendre plus bénigne dans le cas où l'on ne peut lui échapper. Ces moyens à proposer me semblent devoir être les suivants :

1° Éviter l'abus des plaisirs énervants, et l'intempérance ; ne pas croire cependant, d'après les fausses idées de putridité, qu'on doit se mettre à l'usage des acides et des végétaux : l'on doit, au contraire, chercher à se mieux nourrir, et donner la préférence, mais pourtant d'une manière insensible, à des aliments plus ou moins toniques, suivant la diversité des tempéraments, pris dans les diverses sortes de viandes ; se priver des fruits, du laitage et des farineux, etc., ou du moins n'en user qu'avec une grande modération, et concurremment avec le régime animal.

2° L'usage modéré du bon vin et du café est assez généralement utile dans les pays marécageux, et durant le règne des vents chauds et humides. Les pauvres emploieront avec un égal succès comme condiments dans leurs aliments, certains végétaux stimulants, tels que l'ail, le poireau, l'oignon, le raifort, etc., ainsi que les infusions aromatiques préparées avec la sauge, le romarin, le thé de Suisse, etc., qu'ils pourront rendre au besoin plus agréables et plus cordiales par l'addition d'un petit verre de bonne eau-de-vie de vin, qu'il faut leur recommander de ne boire jamais pure.

L'usage de la pipe présente quelques avantages, comme propre à dissiper les chagrins et l'ennui, à exciter la salivation et à faire ainsi rejeter une partie des miasmes. Ces avantages n'appartiennent qu'à ceux qui ont l'habitude de fumer, et ne pourroient tourner qu'au préjudice de ceux qui ne l'ont pas, ou qui useroient du tabac sans modération, d'où résulteroit nécessairement, ce qu'il faut précisément éviter, un état habituel de stupéfaction et un affoiblissement produit par la trop grande salivation.

3° Il est indispensable d'être bien couvert, sans s'exposer cependant à être dans un état continuel de sueur ; de ne pas sortir de sa maison avant que le soleil n'ait déjà paru depuis une heure sur l'horizon, et d'y rentrer aussitôt après son coucher ; d'éviter le froid et l'humidité, les excès dans la veille et dans le sommeil, dans le mouvement et dans le repos. Il faut se priver d'aller dans les foules et dans les lieux publics, changer souvent de linge, et s'occuper sans cesse d'un travail quelconque pour distraire son imagination de la crainte des maux que l'oisiveté fait exagérer.

4° On ne doit pas se livrer, sans une urgente

nécessité et sans avoir demandé conseil, aux remèdes dits de précaution, tels que la saignée et les purgatifs. Le public doit être averti que souvent, loin de préserver, ces moyens affoiblissants font gagner plus tôt la maladie. S'il est un préservatif, indépendamment de ceux qui viennent d'être énoncés, on devroit le trouver dans les bains froids : ces bains ne conviennent-ils pas encore à tous les tempéraments et dans toutes les circonstances. Du reste, le public doit être exhorté d'appeler à son secours aussitôt qu'il a quelque crainte ou qu'il éprouve quelque indisposition, d'appeler, dis-je, des médecins prudents et éclairés, que dans tous les pays où il y a une bonne police, le magistrat n'aura pas manqué de désigner spécialement dès le début de la maladie épidémique.

FIN.